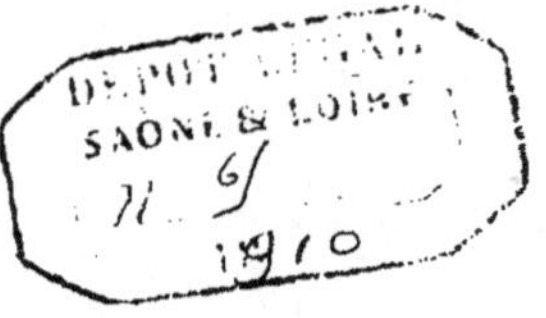

I

Symphyse palato-pharyngienne avec prothèse immédiate.

II

Anesthésie du conduit auditif externe et de la membrane du tympan par le chlorure d'éthyle. Nouveau spéculum permettant l'évaporation instantanée du chlorure d'éthyle.

III

Une erreur de diagnostic entretenue par l'examen microscopique.

IV

Ablation des amygdales suivie de maladie de Basedow. Existe-t-il un lien de causalité ?

PAR

C. J. KŒNIG,
Lauréat de la Faculté de Paris,
Membre de la Société française d'oto-rhino-laryngologie,
de la Société d'oto-rhino-laryngologie de Paris, de l'Institut général Psychologique
et de la "Anglo-American Continental Medical Society".
Ex-secrétaire de la rédaction des *Archives internationales de laryngologie, d'otologie et de rhinologie*,
Ex-laryngologiste et auriste du "Hertford British Hospital" de Paris,
laryngologiste et auriste de l'hôpital américain,
de l'hôpital "Holy Trinity Lodge", et du "Student Hostel" de Paris,
Spécialiste de l'Opéra de Paris.

V

Présentation d'un enfant porteur d'un dilatateur du pharynx nasal, système Delair, contre la symphyse palato-pharyngienne.

PAR

M. L. DELAIR,
Professeur à l'École dentaire de Paris.

I

SYMPHYSE PALATO-PHARYNGIENNE AVEC PROTHÈSE IMMÉDIATE [1]

Par **C.-J. KŒNIG** (de Paris).

La petite fille, qui fait l'objet de cette communication, était atteinte d'obstruction nasale complète d'origine traumatique, opératoire probablement, car aucune autre cause pathologique n'a pu être déterminée. Elle avait en effet subi l'opération des végétations adénoïdes et des amygdales il y a quatre et deux ans respectivement, et depuis n'a pu faire passer de l'air par son nez ni dans un sens ni dans l'autre, et par conséquent ne pouvait pas se moucher.

Cette enfant me fut amenée par le docteur Julien Gagey et a huit ans et demi ; elle était chétive et peu développée. Avant l'opération que je lui ai faite, elle dormait mal et, au moindre exercice, se couvrait de transpiration. Parfois aussi elle entendait mal. L'examen de sa gorge montrait une cicatrice épaisse médiane du pharynx buccal de 3 à 4 centimètres de long allant du voile du palais jusqu'au niveau de la base de la langue ou du bord supérieur de l'épiglotte (voir fig.). Toute la paroi postérieure de son pharynx buccal était cicatricielle, et les parois latérales de celui-ci étaient attirées vers la ligne médiane en forme d'angle dièdre ouvert en avant, les piliers postérieurs étant accolés. Le bord du palais mou à droite et à gauche était compris dans la cicatrice du pharynx, la luette était normale, et entre elle et la cicatrice à droite existait une ouverture virtuelle communiquant avec le pharynx nasal et permettant le passage d'une sonde de 7 millimètres de diamètre que l'on pouvait facilement promener à droite et à gauche dans le pharynx nasal qui paraissait de dimensions normales. Je dis que l'ouverture qui existait était

1. Soc. franç. d'oto-rhino-laryngologie, mai 1909. — Soc. d'odontologie de Paris, 24 mai 1909. — *New-York Medical Journal*, 14 août 1909.
C.-J. Kœnig.

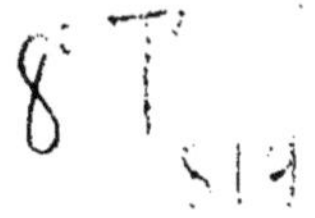

virtuelle, car il fut impossible à l'enfant d'y faire passer de l'air, le voile formant clapet qui se fermait dans les deux sens.

L'opération de Hajek, qui consiste en une incision transversale de la soudure palato-pharyngienne suivie de dilatation intermittente au moyen de son dilatateur, ne me parut pas devoir donner dans le cas actuel un résultat suffisant, car le plan de la cicatrice était à cinq ou six millimètres en avant du plan qu'occupe normalement la paroi pharyngienne postérieure, et je craignais, par conséquent, qu'en laissant le tissu cicatriciel en place,

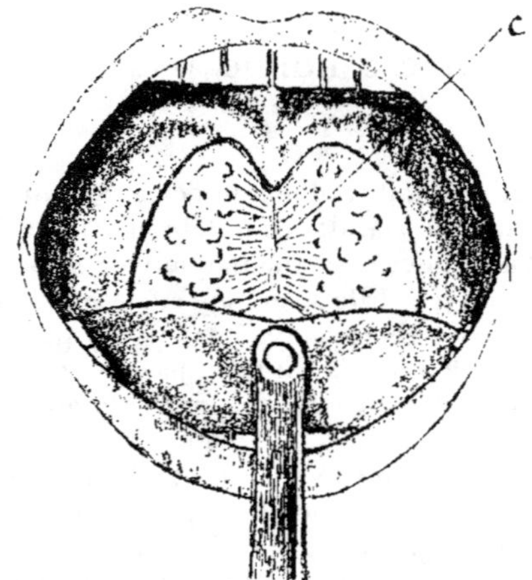

C. — Cicatrice.

le voile ne vînt, lorsque la plaie opératoire fût guérie, former clapet dans les deux sens, comme avant. Le procédé de Hajek était cependant le seul que je pus trouver décrit dans les traités spéciaux. D'après Moritz Schmidt [1], les malades supportent la dilatation à peine une minute au commencement, mais bientôt pendant 30 à 60 minutes. Il dit avoir guéri un cas où la symphyse était due au lupus, *en six mois*. Il aurait guéri un autre cas dû à la syphilis, *tout aussi rapidement*.

Je me décidai de tenter une opération beaucoup plus étendue, et le 3 avril dernier, au moyen de l'anesthésie locale à la cocaïne en badigeonnages et à la novocaïne en injections, je fis une incision médiane allant tout le long et dans toute l'épaisseur de

1. Moritz-Schmidt, *Die Krankheiten der oberen Luftwege*, 3e édition, p. 601.

la cicatrice. Ensuite, avec deux serpettes coudées et pointues, droite et gauche, introduites par l'ouverture virtuelle, je fis deux lambeaux latéraux, faisant passer mes incisions derrière ce qui constituait auparavant la région des piliers postérieurs et des amygdales. J'incisai latéralement et inférieurement aussi loin que possible afin de reconstituer complètement le pharynx, refaisant en réalité un pharynx artificiel. Le tissu cicatriciel était excessivemeut dur, et ce temps de l'opération fut assez difficile ; l'enfant avala pas mal de sang qui fut vomi vers la fin de l'opération, mais le résultat fut très encourageant, car la respiration par le nez dans les deux sens fut rétablie immédiatement, et l'inspection montra la gorge tout à fait normale dans ses dimensions, ses contours et son apparence générale. Il resta beaucoup de tissu cicatriciel sur les lambeaux et la paroi pharyngienne postérieure que j'enlevai avec la pince de Hartmann.

C'est alors qu'est intervenu M. Delair, professeur à l'École dentaire de Paris, dont le nom m'avait été donné par mes excellents confrères Lermoyez et Cartaz. J'avais prié M. Delair de voir l'enfant avec moi pour déterminer s'il était possible de faire une prothèse se fixant sur les dents et sur laquelle on pût adapter des dilatateurs allant au fond de la gorge pour maintenir les lambeaux et le voile écartés de la paroi pharyngienne postérieure assez longtemps pour permettre leur cicatrisation sans accolement. Quoique n'ayant jamais vu un cas semblable, ni fait un appareil dans ce but, il m'assura immédiatement que la chose était possible et que l'enfant devrait pouvoir supporter cette prothèse aussi bien que les enfants, et même les adultes supportent les voiles du palais artificiels en caoutchouc mou dont il est l'inventeur.

Le professeur Delair fit donc un appareil excessivement ingénieux et l'introduisit dans la bouche et la gorge immédiatement après l'opération. Voici la description qu'il m'en a donnée :

« Les piliers du voile du palais ainsi que le voile accomplissent simultanément ou alternativement, pendant la phonation et la déglutition, trois mouvements bien définis. Il a fallu combiner et exécuter un appareil fonctionnant automatiquement et imitant parfaitement l'action du voile et de ses piliers, sans que l'action et l'effet des dilatateurs soient atténués ou amplifiés. Ces mouvements sont :

1° écartement et rapprochement maximum des piliers l'un de l'autre ;

2° élévation et abaissement du voile du palais ;

3° mouvement antéro-postérieur, et inversement, du voile et des piliers au moment de la déglutition.

« L'appareil se compose :

1° d'une plaque-base en platine s'adaptant à la voûte palatine et maintenue par des demi-coiffes en or entourant les dents ;

2° d'un minuscule chariot plat en or mobile sur deux glissières latérales. Ce chariot se déplace d'avant en arrière et inversement. Il est actionné par une petite rondelle de caoutchouc qui le réunit à la plaque-base. Une vis d'arrêt et de sûreté le traversant et se logeant dans une gouttière ménagée dans la plaque-base empêche la disjonction des pièces dans le cas où le caoutchouc d'attirance viendrait à casser. Une charnière termine le chariot ;

3° d'une plaquette en or fixée sur le tube central de la charnière et réunie au chariot par une autre rondelle de caoutchouc faisant ressort et l'attirant de bas en haut, pendant l'action du voile, ainsi que les dilatateurs fixés sur elle ;

4° les dilatateurs sont formés de deux barrettes horizontales en or, soudées sur deux charnières jumelées et contournant la luette. Elles ont environ 20 millimètres de longueur et sont solidement retenues par deux vis en or qui leur servent de pivot. A leur extrémité sont vissés verticalement les deux dilatateurs en aluminium qui ont 4 millimètres d'épaisseur, 7 millimètres de largeur et 30 millimètres de longueur. Les barrettes sont réunies à la plaquette mobile d'attirance, chacune par une rondelle en caoutchouc qui, en se raccourcissant, les éloigne l'une de l'autre.

« Ainsi, sitôt placés en arrière des piliers et du voile dans le pharynx artificiel créé par le chirurgien, les dilatateurs attirent le voile en avant, maintiennent écartées les parois du pharynx et s'opposent à la contraction cicatricielle secondaire. »

Aussitôt l'appareil placé, l'enfant fut ramenée chez elle et se gargarisa toutes les heures avec une solution de bromure de sodium et prit pendant quelques jours *intus* une potion du même sel. Comme vous le verrez, elle respire très bien par son nez. L'appareil que vous pourrez voir en place sera retiré par le professeur Delair qui vous en expliquera le mécanisme et le fonctionnement. Vous en admirerez la légèreté et l'ingéniosité pour lesquelles nous devons féliciter le professeur Delair le plus vivement, car nous croyons que c'est la première fois qu'un appareil prothétique vraiment pratique et mobile dans tous les sens ait été appliqué au fond de la gorge pour un cas de symphyse. Nous n'en trouvons pas mention, en tous cas, dans aucun traité spécial de rhino-laryngologie.

Je dois vous dire que je vis l'enfant le soir même de l'opération ; je la trouvai en train de jouer dans son lit avec sa poupée, et j'appris, tout à fait contrairement à mon attente, qu'elle n'avait eu aucune douleur toute la journée, qu'elle n'avait eu ni nausées, ni vomissements, et que le lait qu'elle buvait ne refluait pas par son nez, toutes choses qui ne peuvent que paraître excessivement paradoxales.

Nous croyons l'enfant actuellement guérie, mais par surcroît de prudence nous lui laisserons porter l'appareil encore pendant quelques semaines. Depuis déjà une dizaine de jours, il est enlevé pendant les repas, et bientôt il sera enlevé pendant une bonne partie de la journée.

Inutile de dire que cette opération et cet appareil trouveront leur application dans toutes les symphyses palato-pharyngiennes quelle qu'en soit leur origine, syphilitique, diphtéritique, scarlatineuse, lupique, etc. Cette méthode a plusieurs avantages sur celle employée jusqu'à présent. D'abord, la dilatation continue et douce est préférable à la dilatation intermittente et violente, la guérison devant être obtenue bien plus rapidement. Il est évident, en effet, qu'un appareil léger et mobile dans tous les sens, comme celui de Delair, ne produira pas de frottement et, par conséquent, d'irritation pendant les actes physiologiques de la phonation et de la déglutition. Il est, à mon sens, inutile, pour dilater un passage ou un canal atrésié, d'avoir recours à un appareil cylindrique ayant contact avec toute la circonférence de ce canal. Deux points d'appui sont suffisants et préférables, pourvu qu'ils puissent maintenir les surfaces écartées. Moins il y aura d'irritation, moins grande également sera la production de tissu cicatriciel secondaire. C'est là, je crois, que réside la solution du problème. Un autre avantage de cette méthode est que le malade peut retirer et remettre l'appareil lui-même (comme le fait actuellement d'ailleurs notre petite malade), afin de le nettoyer après les repas, et éviter ainsi les visites pendant de longs mois chez le médecin pour faire dilater l'ouverture obtenue, ce qui est douloureux et occasionne une grande dépense de temps et d'argent pour ne donner qu'au bout de 6 ou 8 mois une guérison souvent partielle, et même plus souvent encore tout à fait nulle. Enfin, je vous dirai que ce cas démontre la possibilité de tolérer d'emblée une prothèse permanente au fond de la gorge, ce qui pour la chirurgie de l'isthme du gosier peut avoir des conséquences importantes. Dans le cas actuel, la tolérance fut immédiate et complète. Aussi la santé générale de l'enfant s'est déjà ressentie favorablement de l'opération. Les nuits sont calmes, la nervosité a disparu par suite d'un bon sommeil réparateur, les transpirations au moindre effort ont disparu complètement et le thorax, par suite des exercices respiratoires que lui fait faire le docteur Julien Gagey, a déjà gagné 4 cm. 1/2 d'ampliation. Nul n'ignore l'importance de la respiration nasale au point de vue du développement des mâchoires, du squelette facial et de la cage thoracique. Cette enfant allait donc, à plus ou moins brève échéance, au-devant d'une catastrophe dans sa santé générale et son esthétique. Ne pouvant pas se moucher en cas de rhume de cerveau, elle courait des risques au point de vue de l'infection rhinogène de ses sinus; de plus, le fonctionnement normal des muscles staphylins est tout à fait nécessaire à l'aération de la caisse du tympan, car c'est le tenseur du voile qui est le muscle dilatateur de la trompe d'Eustache.

II

ANESTHÉSIE DU CONDUIT AUDITIF EXTERNE
ET
DE LA MEMBRANE DU TYMPAN
PAR
LE CHLORURE D'ÉTHYLE

Nouveau spéculum permettant l'évaporation instantanée du chlorure d'éthyle [1].

Par **C.-J. KŒNIG** (de Paris).

Une anesthésie complète et rapide du conduit auditif externe ou de la membrane du tympan est en clientèle une chose si utile et même nécessaire quand on considère la sensibilité extraordinaire de ces parties chez la majorité des personnes, que j'ai été fort heureux d'essayer la méthode préconisée par Schild, de Baltimore [2]. J'avais souvent pensé à cette anesthésie locale, mais je n'avais jamais osé l'appliquer à la membrane du tympan, limitant son emploi à la partie externe du conduit pour l'ouverture de furoncles et protégeant autant que possible avec du coton, enduit de vaseline, le tympan contre l'effet de la congélation dont je craignais l'action sur la caisse du tympan. Je fus heureux qu'un confrère vînt affirmer que la congélation du tympan n'était ni douloureuse, ni nuisible, et je fus ainsi encouragé à l'essayer. Je le fis d'autant plus volontiers que la cocaïne seule ne m'avait jamais satisfait, et que le mélange de Bonain, si toutefois il agissait, ne le faisait qu'au bout d'un temps trop long, en vingt à vingt-cinq minutes au minimum, ce qui représentait une grande perte de temps. De plus, dans certains cas, ce mélange peut avoir de graves conséquences à cause de sa causticité. M. Boulay (communication verbale) a observé une paralysie faciale qui suivit immédiatement l'application de ce mélange

1. *Revue hebdom. de Laryngologie*, n° 45, 1909. Soc. franç. d'oto-rhino-laryng., mai 1909.
2. Edw. H. Schild. Ethyl chloride anesthesia of the membrana tympani and external auditory canal (*Journal of the Amer. med. Assoc.*, July 8, 1905, p. 89).

chez un malade ayant une petite perforation de la membrane de Schrapnell. Cette paralysie, qu'il ne veut pas attribuer avec certitude au mélange de Bonain, se dissipa en quelques jours.

Mahu m'a communiqué les deux observations suivantes :

Observation I. — F., André, 10 ans, otite moyenne aiguë suite de grippe le 11 février 1908. Tympan très bombé (temp. 39°). Paracentèse du tympan après anesthésie au liquide de Bonain. Quatre heures après, douleurs intenses au fond de l'oreille et de la mastoïde. Nuit horrible malgré calmants. Le lendemain matin, paralysie faciale. Perforation à la partie inférieure du tympan largement béante. La douleur se calme après application de pansements humides et de bains d'oreille au bicarbonate de soude. Tout s'arrange peu à peu du côté de l'oreille, la température diminue, l'écoulement disparaît régulièrement. Pourtant la paralysie faciale persiste et le 29 février, le Dr Huet, chef du service d'électrothérapie à la Salpêtrière, constate la réaction de dégénérescence. Après massage, traitement par l'électricité, la face redevient à peu près normale au repos, mais il persista en somme une légère contracture. Le liquide de Bonain employé fut examiné à la Pharmacie Yvon et reconnu bien préparé.

Observation II. — T., René, 5 ans. Le 22 juillet 1908 otite moyenne aiguë suite de grippe. Paracentèse sous liquide de Bonain, le matin. Douleurs terribles tout l'après-midi avec contracture de la face. L'enfant revu le lendemain matin, tout était rentré dans l'ordre.

Ces cas, quoique pas absolument probants, peuvent nous rendre un peu méfiants à l'égard du mélange de Bonain et nous encourager à chercher un autre mode d'anesthésie. Le chlorure d'éthyle s'offre donc à nous. Je voulus l'essayer, et fis venir l'éthyleur avec embout en verre spécialement construit sous les indications de Schild par le « Gebauer Chemical Co », de Cleveland (Ohio), et que je soumets à votre inspection (fig. 1). L'embout a environ 1 cm. 1/2 de longueur, est très mince et se visse sur le récipient métallique à un angle qui permet de bien voir le tympan, l'embout étant introduit dans le spéculum. On obtient une très fine *vaporisation*, et non pas un jet, que l'on dirige facilement sur le point voulu, que le malade soit assis ou couché. La technique de Schild est la suivante : Il commence par une vaporisation presque imperceptible jusqu'à ce que le malade sente un certain degré de fraîcheur : alors, très graduellement, il augmente le volume de la vaporisation en ouvrant doucement la valve, facilitant en même temps l'évaporation rapide au moyen d'une insufflation d'air dans le conduit avec la poire de Politzer. Il arrête habituellement la vaporisation quand le malade commence à se plaindre d'une sensation légèrement douloureuse, il

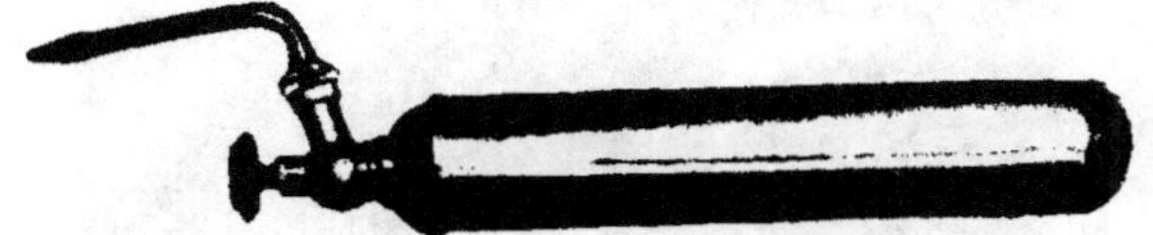

Fig. 1.

insuffle encore un peu d'air, puis il opère, le tout ne nécessitant que quelques minutes. D'après Schild, Brieger[1] mentionne l'usage du chlorure d'éthyle dans le conduit auditif, mais il ignore sa méthode d'application. J'ai écrit à Brieger pour la lui demander, mais je n'ai pas reçu de réponse.

J'ai pu employer l'éthyleur de Schild une dizaine de fois, et puis confirmer les bons effets de la méthode et son innocuité chez les adultes, et même chez les bébés, ayant eu l'occasion de faire une paracentèse chez un bébé de neuf mois. J'ai pu aussi modifier et, je crois, améliorer la technique, pour obtenir une congélation et, par conséquent, une anesthésie presque instantanée tout en n'employant qu'une quantité infinitésimale de chlorure. Je fis faire un spéculum d'oreille[2] muni d'un petit canal allant tout le long et dans l'épaisseur de sa paroi et se terminant sur le rebord de son pavillon par une olive sur laquelle s'adapte un petit tube en caoutchouc d'une vingtaine de centimètres de long (fig. 2). Celui-ci se termine par un petit tube en verre, ou un embout quelconque, pour la bouche de l'opérateur. Avec ce dispositif on peut se passer de la poire de Politzer qui complique la manœuvre. On insuffle de l'air avec la bouche pendant qu'on dirige le jet de chlorure (fig. 3) ; celui-ci est évaporé instantanément produisant une congélation immédiate du tympan. Cet effet se

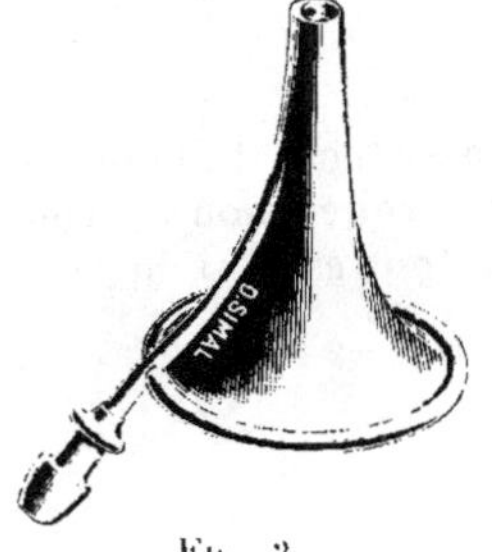

Fig. 2.

1. Brieger, *Klinische Beiträge zur Ohrenheilkunde*, 1896.
2. Construit par Simal.

produit en quelques secondes au lieu de quelques minutes, comme dans la technique de Schild. Je n'ai absolument pas besoin

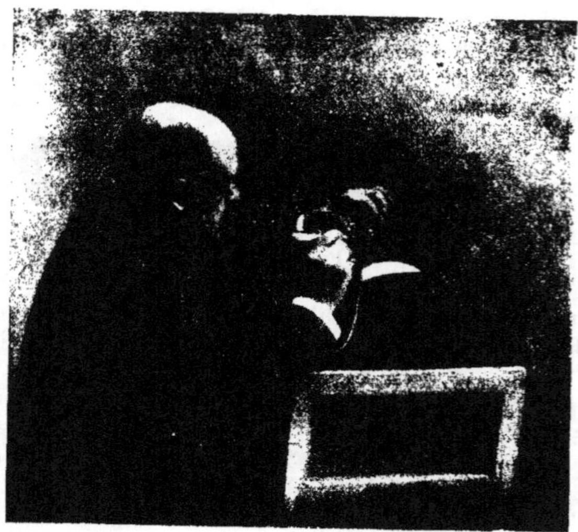

Fig. 3.

d'assistant ; la congélation obtenue, je dépose sur ma table, à ma droite, mon éthyleur, et je prends mon aiguille à paracentèse. Le tout est fini en dix secondes.

III

UNE
ERREUR DE DIAGNOSTIC ENTRETENUE PAR L'EXAMEN MICROSCOPIQUE[1]

Par **C.-J. KŒNIG** (de Paris).

La médecine va en se compliquant davantage de jour en jour en cherchant à devenir de plus en plus exacte, mais, en attendant que cette exactitude soit atteinte, il semblerait qu'à l'encontre de ce qu'on se propose, c'est-à-dire de rendre par les recherches de laboratoire, les diagnostics plus rapides et plus sûrs, on commet des erreurs tout à fait pardonnables, il est vrai, mais qui, sinon néfastes, sont du moins ennuyeuses pour le malade, en retardant souvent une guérison qui autrement aurait pu être obtenue plus rapidement.

Un exemple vient de m'être donné où une affection sérieuse de la gorge et de tout l'organisme fut méconnue à cause de la ressemblance, ou plutôt de la non-ressemblance qui existe microscopiquement entre le spirochète pâle de Schaudinn et le spirille de Vincent.

Il s'agit en effet d'un jeune homme de vingt-quatre ans, qui fut atteint au mois de novembre dernier d'un mal de gorge qui persista plusieurs mois malgré tous les traitements locaux et qu'on diagnostiqua « angine de Vincent ». Des médecins fort compétents qui le soignèrent à l'étranger firent faire par un bactériologiste l'examen des sécrétions de la gorge et celui-ci trouva des spirilles de Vincent et déclara que ce ne pouvait pas être la syphilis parce que le spirochète pâle avait un tour en plus ou en moins, le malade ne se rappelle pas au juste, quoiqu'on lui ait montré les préparations au microscope.

Son état général étant mauvais, souffrant particulièrement d'insomnie persistante, inquiet de sa polyadénite généralisée, et sa gorge le gênant toujours, il vint en Europe et à Paris alla

1. Communication à la Société oto-rhino-laryng. de Paris, le 10 juin 1909. *New-York medical Journal*, 14 août 1909, p. 310.

consulter le Dr E.-L. Gros qui me l'adressa pour les soins de sa gorge. Je trouvai celle-ci atteinte d'un érythème diffus, les amygdales étaient elles-mêmes très rouges, très indurées, formant une masse compacte adhérente aux piliers, et il y avait un état catarrhal très prononcé forçant le malade à cracher à tout moment, le gênant beaucoup aux repas et dans l'articulation pendant la parole. Ceci était au mois de février, donc trois mois après le début du mal de gorge à l'étranger. Naturellement le Dr Gros et moi, nous pensâmes à toutes les possibilités, tuberculose glandulaire à porte d'entrée pharyngée, syphilis, le docteur Gros fit même faire l'analyse du sang, pensant à la contingence d'un commencement de maladie de Hodgkin.

Cette analyse donna le résultat suivant :

Anémie	60 %
Leucocytes	11.300
Hématies	4.460.000
Polynucléaires	68 %
Lymphocytes	23,3 %
Mononucléaires	7 %
Eosinophiles	1,7 %
Mastzellen	0
Hématoblastes	0

Il y avait donc un léger degré d'anémie, comme on en voit au début de la syphilis, et une légère augmentation des leucocytes.

Nous tînmes le malade en observation pendant quelques semaines, moi lui faisant quelques badigeonnages aux préparations d'argent, à l'iode, etc., tandis que le docteur Gros lui donnait des injections de cacodylate pour le remonter, quand un jour je remarquai sur le poignet droit et l'avant-bras une très minime éruption ne démangeant pas, d'une teinte légèrement bronzée sur laquelle j'attirai l'attention du docteur Gros, et ensemble nous décidâmes de le soumettre à un traitement d'épreuve mercuriel. Le docteur Gros lui fit des injections quotidiennes de benzoate de mercure à 2 cgr. au début, plus tard à 1 cgr.

Ce traitement fut suivi d'une amélioration générale et locale, l'insomnie disparut après quelques injections, les glandes au bout de quinze jours avaient considérablement diminué, la gorge était bien moins rouge et gonflée, l'état catarrhal persistant cependant, mais bien moins marqué [1].

1. L'état catarrhal a complètement disparu depuis.

Il est donc évident que nous avions affaire à la syphilis et que ce qui avait été pris trois mois auparavant pour une angine de Vincent était en réalité la lésion initiale, un chancre amygdalien probablement.

L'erreur de diagnostic était facile, car on sait combien l'angine de Vincent, à sa seconde période, ressemble au chancre de l'amygdale; c'est d'ailleurs à cause de cette ressemblance que l'angine de Vincent a été appelée aussi « angine chancriforme ».

On ne peut donc pas se baser pour le diagnostic ni sur l'apparence locale de la lésion, ni sur l'apparence au microscope du spirille, puisqu'un bactériologiste de profession, un expert par conséquent, s'y est trompé. Il faudrait pouvoir obtenir ces organismes (protozoaires ou bactéries?) en culture pure et les inoculer à des animaux. On arrivera peut-être un jour à les cultiver, comme on y est d'ailleurs arrivé pour certains protozoaires, tels que le trypanosoma Levisii, le spirochète de la balanite ulcéreuse et gangreneuse, ainsi que pour le Leishmania Donovani[1], protozoaire du kala-azar, ou fièvre épidémique d'Assam. On pourra s'aider aussi du séro-diagnostic de Wassermann, mais celui-ci n'est pas toujours positif et est d'une exécution compliquée.

Jusqu'à ce que les moyens de laboratoire soient devenus plus précis et plus simples, l'épreuve par le traitement spécifique mercuriel restera encore la pierre de touche et le moyen le plus sûr et rapide de déceler une syphilis douteuse ou latente, et en cela nous pourrons encore proclamer la valeur du vieil adage : « Naturam morborum curationes ostendunt ».

1. Leishmanioses, par A. Laveran (*Presse méd.*, 10 avril 1909, p. 257). — Pith, *New-York medical Journal*, May 22, 1909, p. 1070.

IV

ABLATION DES AMYGDALES SUIVIE DE MALADIE DE BASEDOW

Existe-t-il un lien de causalité [1] ?

Par **C.-J. KŒNIG** (de Paris).

Comme l'a dit Kuhnt au 1er Congrès international de rhino-laryngologie tenu à Vienne en 1908, il existe toute une série de communications par B. Fränkel, Musehold, Hopmann, Spencer Watson, Scanes Spicer, Moritz Schmidt, Tilley, Creswell Baber, etc., qui montrent des guérisons ou des améliorations de la maladie de Basedow par suite d'opérations nasales. Arslan décrit dix cas dont la cause était pour lui des végétations adénoïdes. Dans cinq cas l'ablation de celles-ci donna une guérison complète. Dans les deux cas de Holz, l'ablation de végétations fit disparaître une exophtalmie bilatérale. Dans un de ces cas, il y eut une récidive des végétations et, en même temps, de l'exophtalmie, ce qui rendit une seconde opération nécessaire. Dans le deuxième cas, en même temps que les végétations, existait une hypertrophie des deux amygdales palatines. La double tonsillotomie ne produisit aucun effet sur l'exophtalmie qui disparut cependant en quatorze jours après l'ablation de l'amygdale pharyngée. L'explication de ce fait est difficile, et Kuhnt croit peut-être exacte l'hypothèse d'après laquelle il existerait, en dehors de la glande thyroïde, encore d'autres organes, comme par exemple l'amygdale pharyngée, dont la fonction physiologique changerait de telle sorte qu'ils produiraient eux-mêmes des matériaux pathogènes ou toxiques qui pénétreraient dans la circulation, ou bien des matériaux qui ne neutraliseraient pas des poisons sanguins existants.

Si je vous rapporte ces faits, c'est pour faire un rapprochement avec un cas que j'observai l'année dernière d'une jeune

1. Communication à la Société d'oto-rhino-laryngologie de Paris, séance du 10 novembre 1909.

personne de vingt-huit ans qui vint me consulter pour des maux de gorge fréquents. Je constatai de grosses amygdales, mais pas de végétations. Autrement la santé générale était bonne, et la malade ne présentait aucun des symptômes que je constatai dans la suite. Considérant ses grosses amygdales comme la cause de ses fréquents maux de gorge, j'en proposai l'ablation. L'opération fut acceptée et faite en juin 1908. J'enlevai les deux amygdales aussi complètement que possible au moyen de l'emporte-pièce de Hartmann. Quatre ou cinq mois après, la malade commença à maigrir et à s'affaiblir, et petit à petit s'aperçut du grossissement de sa glande thyroïde. Puis apparurent des troubles gastriques, des palpitations, la tachycardie (110 à 120 pulsations à la minute), le tremblement des doigts. Elle n'avait aucun trouble des organes génitaux. Il s'agissait d'un cas typique de maladie de Basedow à la symptomatologie de laquelle ne manquait que l'exophtalmie. La malade partit se reposer en Suisse, prit du massage et de l'électricité, et revint améliorée au point de vue des symptômes généraux et locaux, car la glande thyroïde était plus petite, la tachycardie persistant cependant (110 pulsations).

Je ne puis dire qu'il existe un lien de causalité entre l'ablation des amygdales dans ce cas et les symptômes incontestablement basedowiens qui l'ont suivie, et si ce lien existe, il sera très difficile d'en expliquer la pathogénie, d'autant plus qu'on n'est pas encore tout à fait d'accord sur la cause de la maladie de Basedow, d'aucuns en faisant une maladie primitive, sécrétoire de la glande thyroïde, d'autres l'attribuant à un trouble du système nerveux. Serait-il possible que le choc opératoire et le traumatisme des filets nerveux du sympathique aient produit chez une personne prédisposée les symptômes basedowiens indiqués ?

V

PRÉSENTATION D'UN ENFANT PORTEUR D'UN DILATATEUR DU PHARYNX NASAL (Système Delair) CONTRE LA SYMPHYSE PALATO-PHARYNGIENNE[1]

Par **L. DELAIR**,
Professeur à l'école dentaire de Paris.

En mars dernier, je recevais la visite de M. Kœnig qui venait, sur le conseil de quelques-uns de ses collègues de la Société de laryngologie, me soumettre le cas de la fillette qui vous est présentée. Il me demandait s'il serait possible de lui appliquer une prothèse immédiate après l'opération qu'il avait conçue et qu'il se proposait de faire.

Après deux jours de réflexion et de combinaisons, et aussi après l'examen attentif de la bouche de l'enfant, je déclarai qu'en principe la prothèse, complément indispensable de l'opération projetée, était praticable.

Restait à passer à l'exécution, qui présentait de sérieuses difficultés.

Il fallait, en effet, introduire et maintenir à demeure pendant une période d'une dizaine de jours un appareil qui, placé aseptiquement, ne pût devenir, pendant son séjour dans le pharynx nasal, créé artificiellement par le bistouri de l'habile chirurgien, devenir, dis-je, par sa pénétration, par les mucosités et fermentations buccales un foyer septique.

En effet le voile et les piliers, jusqu'alors immobiles, devaient aussitôt après leur libération être assez fortement attirés du côté de la bouche afin d'assurer leur séparation absolue d'avec la paroi postérieure du pharynx buccal : de plus, l'appareil devait être combiné de telle sorte que pendant l'action des muscles staphylins et des piliers l'appareil pût suivre tous les mouvements de ceux-ci sans les gêner dans leur action physiologique.

1. Communication à la Société d'Odontologie, 24 mai 1909.

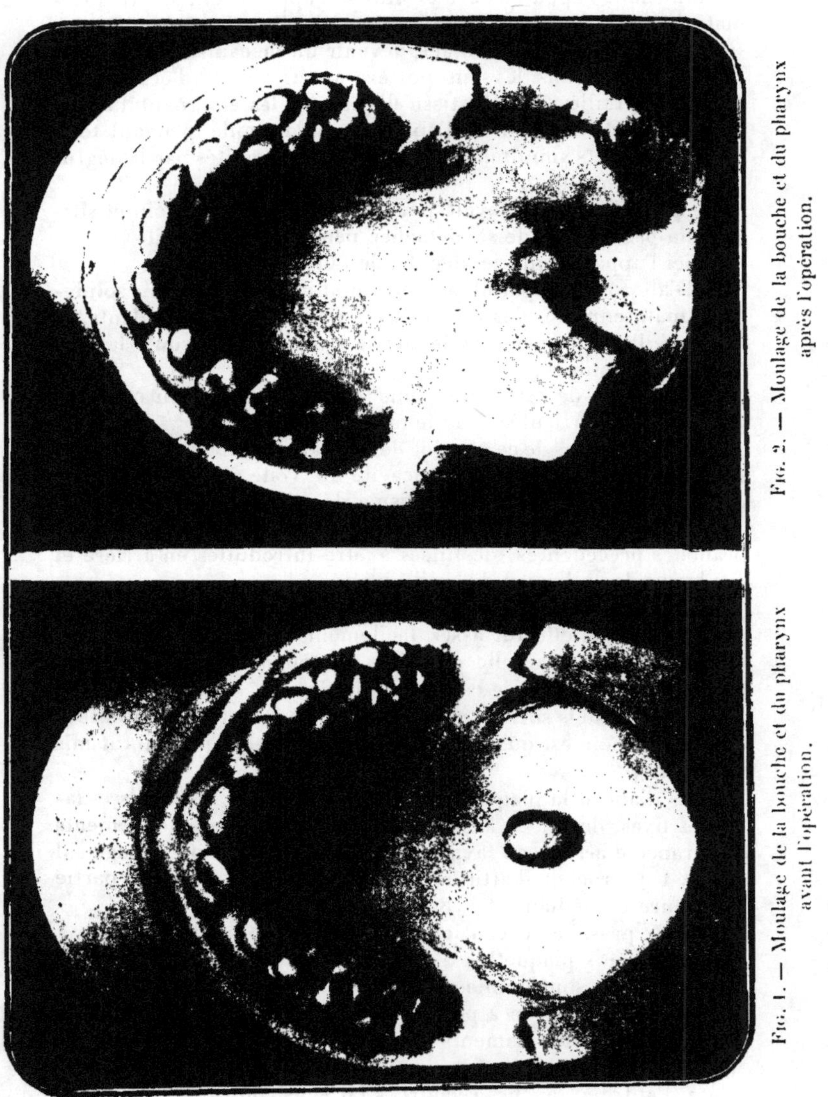

Fig. 1. — Moulage de la bouche et du pharynx avant l'opération.

Fig. 2. — Moulage de la bouche et du pharynx après l'opération.

En un mot l'appareil devait, sitôt son application, suivre automatiquement, mathématiquement, méthodiquement les muscles sur lesquels il était en contact, devenir un mécanisme : 1° d'attirance du voile dans le sens postéro-antérieur ; 2° d'écartement des piliers, taillés dans le tissu fibreux, en les éloignant l'un de l'autre ; 3° d'élévation et d'abaissement du voile pendant tous les mouvements simultanés ou alternatifs nécessités par la déglutition et la phonation.

De plus, l'appareil devait pouvoir se retirer au besoin et surtout ne pas risquer de se détacher pendant le sommeil.

Voici l'appareil que je décidai de faire :

1° D'abord un appareil palatin en alliage dentaire et solidement maintenu par des crochets en or platiné sur les dents. Il recouvre la voûte palatine depuis le trou incisif jusqu'à la portion aponévrotique ;

2° Au milieu de cette pièce une sorte de chariot en or formé de deux pièces articulées par le milieu ;

3° A l'extrémité de ce chariot deux branches mobiles latérales et horizontales épousant la concavité du voile et contournant la luette pour éviter tout traumatisme de celle-ci ;

4° Enfin deux ailettes verticales en aluminium vissées sur les branches précédentes, destinées à être introduites en arrière et au-dessus des piliers et du voile libérés.

L'empreinte de la bouche, y compris le voile et la luette, fut prise au plâtre, elle fut assez facilement obtenue malgré sa profondeur, aucune parcelle de plâtre ne pouvant dans ce cas particulier pénétrer dans le cavum nasal (fig. 1).

Je passerai sous silence mes nombreux essais et vous dirai seulement que ce n'est qu'au bout de dix jours que l'appareil fut mis au point.

Je fis d'abord la plaque avec la plate-forme et les coulisses latérales fixes, destinées à guider le chariot dans ses mouvements d'attirance d'arrière en avant. Opération délicate de réglage s'il en fut. Un crochet d'attirance du chariot fut soudé à la partie antérieure et médiane (fig. 3 et 7).

Puis je passai à l'exécution du chariot mobile et articulé.

Ce sont deux plaquettes d'or mince réunies par une charnière (fig. 5 *b*). Elles sont munies en dessous de deux crochets à courbure opposée, de façon à permettre l'accrochage et la rétention d'un anneau à redressements accomplissant le rôle de ressort.

A chaque extrémité sont soudés deux petits crochets un à droite, l'autre à gauche, recourbés en sens contraire pour relier le chariot d'une part à la pièce palatine, d'autre part, c'est-à-dire en arrière, aux deux branches des dilatateurs.

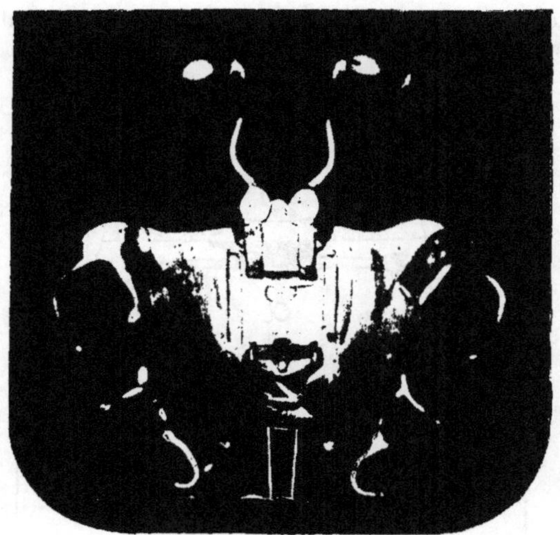

Fig. 3. — L'appareil vu par sa partie inférieure avec le chariot et les dilatateurs.

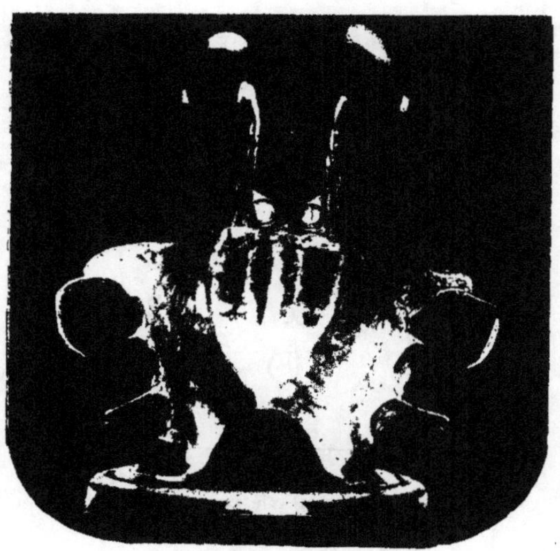

Fig. 4. — L'appareil vu par sa face supérieure avec le relief formé par la gouttière longitudinale dans laquelle glisse la vis de sûreté.

Les deux branches sont formées de deux barrettes d'or de la grosseur d'une petite allumette-bougie (fig. 5 c), à leur bout anté-

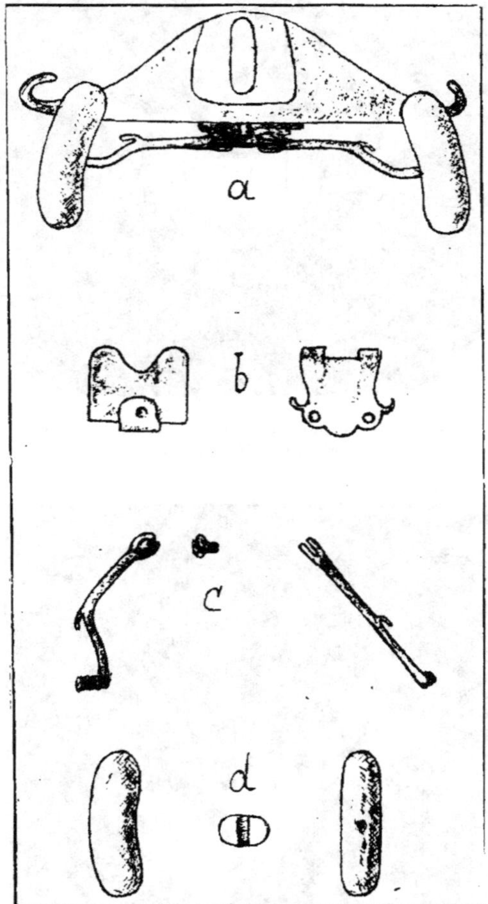

Fig. 5. — Détails de l'appareil.

rieur sont soudées deux rondelles en or, superposées, et faisant charnière plate ; à leur bout postérieur sont soudés, à angle droit, deux tronçons de vis de 2 m/m 1/2 de grosseur sur 6 m/m de longueur.

C'est sur ces deux tronçons taraudés que sont vissées, par leur milieu, les ailettes en aluminium dites dilatateurs (fig. 5 *d*), ce métal ayant été adopté pour plus de légèreté. Ils ont 4 m/m d'épaisseur, 35 m/m de longueur, 6 m/m de largeur.

A ce sujet je dirai pourtant qu'à l'avenir il serait préférable de

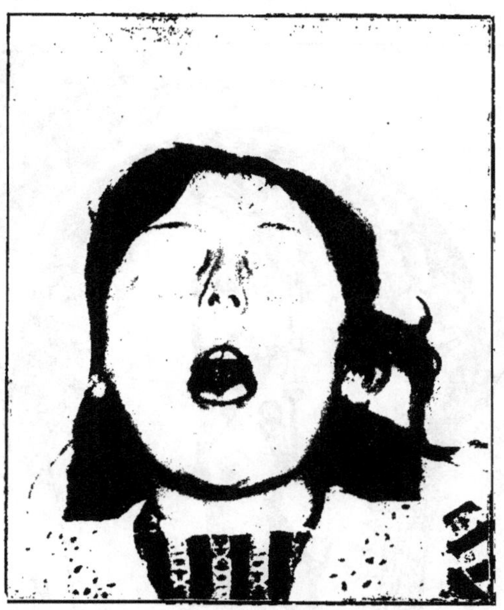

Fig. 6. — Photographie de l'appareil en place.

les exécuter en or mince et creux. Ces dilatateurs ont dû être changés au bout de vingt jours, leur surface s'étant corrodée promptement.

Les ailettes dilatatrices en place sont, par rapport à la plaque palatine, fixées à 15 degrés, de façon à ce que leur moitié supérieure passe par-dessus et en arrière du voile, et leur moitié inférieure en arrière des piliers.

Deux vis à tête large et aplatie et faisant pivot traversent et réunissent la partie postérieure du chariot à la partie antérieure des branches des dilatateurs, sur le côté de chacun desquels est soudé un petit crochet en or (fig. 5 *a* et *b*).

Le chariot, après son introduction dans les glissières de l'appareil palatin de rétention, est donc actionné par le ressort en caoutchouc antérieur ; puis les dilatateurs sont, après leur vissage sur le chariot, attirés par deux anneaux de caoutchouc à redressements adaptés aux crochets latéraux du chariot et des branches des dilatateurs.

Pendant l'action, le chariot va et vient d'arrière en avant, il

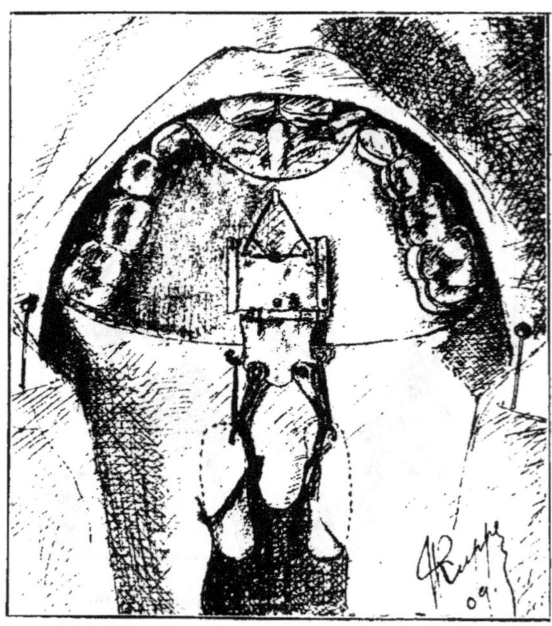

Fig. 7. — Dessin montrant les détails de l'appareil en place.

se plie par le milieu et s'élève de bas en haut, entraînant avec lui les dilatateurs que la pression seule des muscles du voile suffit à abaisser (fig. 7).

Ainsi, immuablement interposés dans les deux sillons taillés latéralement et verticalement dans les muscles par le chirurgien, les deux ailettes empêchent tout contact entre les surfaces avivées. Elles ont pour but d'agrandir progressivement et d'une façon lente mais continue l'espace obtenu grâce au bistouri.

Presque satisfait de mon œuvre lorsqu'enfin je fis manœuvrer ce petit mécanisme qui me semblait parfait, je m'aperçus avec stupeur que j'avais oublié le principal !

Il suffisait en effet que, pendant la mastication ou la déglutition, le caoutchouc antérieur actionnant le chariot vînt à casser pour que toute la partie postérieure de l'appareil fût avalée par l'enfant.

Il me fallut recommencer la pièce palatine, et lui ménager une gouttière longitudinale, ayant pour but de permettre le va-et-vient d'une vis de sûreté et d'arrêt que j'ajoutai en arrière de la charnière du chariot (fig. 1).

Bien m'en prit ! En effet, le dix-septième jour après la pose de l'appareil le caoutchouc cassa, mais les deux pièces ne se séparèrent pas, il suffit alors de retirer l'appareil et de remplacer le caoutchouc ; en prothèse restauratrice il faut penser à tout !

La délicate opération de M. Kœnig terminée, la fillette s'étant mise à respirer largement par son pharynx obtenu artificiellement, il restait à placer l'appareil.

Ce fut chose des plus faciles.

Deux jours auparavant, imitant en cela ce que je fais habituellement pour l'accoutumance de mes voiles à clapet, j'avais eu la sage pensée de placer d'abord la pièce palatine sans, bien entendu, les branches des dilatateurs.

Je recevais par hasard la visite de M. Roy, ici présent, et c'est devant lui qu'eut lieu cette adaptation. L'enfant eut quelques réflexes, mais partit avec la pièce qui fut portée ainsi jusqu'au moment de l'opération.

Je fis remarquer à M. Roy combien la respiration était pénible à entendre et combien le faciès de cet enfant, le cou toujours tendu en avant, faisait peine à voir. Sa respiration était un râle, que la mère attentive surveillait chaque nuit avec inquiétude. Je lui fis aussi part de mon étonnement de ne pas voir les palatins atrésiés. Déjà M. Kœnig ainsi que MM. Lubet-Barbon, Lermoyez, Mahu, Cartaz et Castex l'avaient remarqué à la Société de laryngologie.

Le 3 avril j'assistai à l'opération de M. Kœnig et je plaçai l'appareil, aussitôt le pharynx artificiel obtenu ; j'eus la bonne chance d'avoir combiné et exécuté toutes mes mesures, mes courbes, mes articulations, mes ressorts de telle sorte que d'emblée, sans aucune retouche, l'appareil fut laissé en place d'où il ne devait être retiré par moi que huit jours après.

L'enfant l'a toléré sans douleur et sans gêne pour manger, parler, dormir.

Elle a pris l'habitude de le mettre et de l'ôter elle-même pour le nettoyer et le faire bouillir. Depuis quinze jours M. Kœnig ne le lui fait plus porter qu'entre les repas, par précaution.

A l'examen il ne semble pas que son pharynx soit, en somme, artificiel (fig. 2).

Le thorax de l'enfant s'est élargi de plus de quatre centimètres. Elle dort la bouche fermée et sans bruit.

Je remercie les parents de notre petite cliente d'avoir bien voulu la soumettre à votre examen malgré la fatigue qu'elle en éprouvera.

Ce cas est extraordinaire et il ne semble pas *a priori* que le dentiste puisse avoir des occasions d'imiter l'appareil que j'ai imaginé et que je suis heureux de donner à la profession. Mais si nous y réfléchissons, comme l'ont fait les éminents membres de la Société de laryngologie qui ont vu l'enfant avant et après notre intervention, nous reconnaîtrons que souvent le chirurgien-dentiste pourrait l'utiliser.

En effet nombreux sont ceux qui, à la suite d'accidents syphilitiques ou autres, comme vous le disait M. Kœnig, souffrent d'une adhérence, plus ou moins étendue du voile du palais et des piliers, au pharynx.

Il est dès à présent prouvé qu'un corps étranger peut être facilement toléré dans le pharynx. Le dentiste pourra donc collaborer à l'œuvre de soulagement qui incombe au médecin dans le cas de symphyse du pharynx en utilisant la prothèse.

Malgré la thérapeutique moderne, les accidents tertiaires provoquent souvent ces adhérences, et c'est à vous désormais, mes chers confrères, que le chirurgien s'adressera pour l'aider à y remédier.

J'ai vu souvent de ces cas auxquels je pensais qu'il n'y avait rien à faire. MM. Jacquet et Danlos m'en avaient vainement confié jusqu'ici.

D'autre part nombreux sont les militaires qui contractent l'avarie aux colonies et qui, faute de soins opportuns, reviennent au pays avec une perforation du palais, une destruction du voile et parfois l'adhérence de celui-ci au pharynx ; vous pourrez désormais faire bénéficier ces derniers des bienfaits de votre bel art.

Et pour commencer je vous montrerai tout à l'heure un malade, que m'a adressé le Dr Dorion habitant une ville de la Somme. Cet homme de 25 ans subira prochainement l'opération de Kœnig, il portera mon dilatateur et je vous le présenterai après sa guérison.

MACON, PROTAT FRÈRES, IMPRIMEURS

COMMUNICATIONS ANTÉRIEURES DU DOCTEUR KŒNIG

I. — **Étude expérimentale des canaux semi-circulaires.** *Thèse*, 1897, couronnée par la Faculté de Médecine de Paris.

II. — **Ueber die Cocaïnisation der Bogengänge** (Communication au Club de Physiologie de Vienne. Sénce du 6 décembre 1898).

III. — **Les fonctions statiques du labyrinthe** (*Arch. internat. de laryngol., d'otol. et de rhinol.*, tome XIII, n° 2, mars-avril 1900).

IV. — **Sur un cas d'angine éroso-membraneuse tenace et envahissante avec quelques considérations bactériologiques** (présenté à la Société de laryngologie de Paris le 28 juin et à l'Académie de Médecine le 30 juillet 1901. *Arch. internat. de laryngol., d'otol. et de rhinol.*, juillet-août 1901).

V. — **Angine éroso-membraneuse** (suite) (*Arch. internat. de laryngol., d'otol. et de rhinol.*, nov.-déc. 1901)

VI. — **Sur une nouvelle méthode simple et pratique de rendre le massage direct de la chaîne des osselets de l'oreille, au moyen de la sonde à ressort de Lucae, moins douloureux et, partant, plus efficace** (lu devant la Société de laryngologie de Paris, le 8 nov. 1901. *Arch. internat. de laryngol., d'otol. et de rhinol.*, sept.-oct. 1901).

VII. — **Sur un cas de malformation congénitale du larynx** (*Arch. internat. de laryngol., d'otol. et de rhinol.*, nov.-déc. 1901. Soc. de laryngol. de Paris, séance du 8 nov. 1901).

VIII. — **L'anesthésie au protoxyde d'azote** (*Arch. internat. de laryngol., d'otol. et de rhinol.*, juillet-août 1903, p. 693).

IX. — **Lettre d'Angleterre** (*Arch. internat. de laryngol., d'otol. et de rhinol.*, janv.-fév. 1904).

X. — **Modification de la sonde d'Itard en vue de faciliter le retour de liquides épanchés dans l'oreille moyenne** (Congrès internat. d'otologie. Bordeaux, 1-4 août 1904, et *Arch. internat. de laryngol., d'otol. et de rhinol.*, sept. oct. 1904, p. 558).

XI. — **L'analgésie locale par la Stovaïne** (*Arch. internat. de laryngol., d'otol. et de rhinol.*, sept.-oct. 1904, p. 559).

XII. — **La sonde de Lucae paraffinée** (Congrès internat. d'otologie. Bordeaux, 1-4 août 1904, et *Arch. internat. de laryngol., d'otol. et de rhinol.*, nov.-déc. 1904, p. 902).

XIII. — **Contribution à l'étude du bougirage de la trompe d'Eustache. Modification de la sonde d'Itard permettant simultanément la douche d'air et l'introduction indolore de la bougie** (Congrès internat. d'otologie, Bordeaux, 1-4 août, et *Arch. internat. de laryngol., d'otol. et de rhinol.*, janv.-fév. 1905, p. 169).

XIV. — **Compte rendu du VIIe Congrès international d'otologie, tenu à Bordeaux du 1er au 4 août 1904** (*Arch. internat. de laryngol., d'otol. et de rhinol.*, sept.-oct. 1904, pp. 590-668).

XV. — **De l'emploi des « salivoïds » comme pansement dans la chirurgie endo-nasale** (Congrès de la Soc. franç. de laryngologie, tenu à Paris du 8 au 11 mai 1905, et *Arch. internat. de laryngol., d'otol. et de rhinol.*, sept.-oct. 1905, p. 485).

XVI. — **Une nouvelle canule pour les lavages du sinus maxillaire par l'ostium maxillaire** (Congrès de la Soc. franç. de laryngologie, tenu à Paris du 8 au 11 mai 1905, et *Arch. internat. de laryngol., d'otol. et de rhinol.*, nov.-déc. 1905, p. 852).

XVII. — **Guérison d'un cas de rhinite vaso-motrice, après que tous les autres traitements avaient échoué, par l'administration de faibles doses d'iodure de potassium** (Soc. de laryngol., de rhinol. et d'otol. de Paris, 30 juin 1905 : et *Arch. internat. de laryngol., d'otol. et de rhinol.*, sept.-oct. 1905, p. 470).

XVIII. — **Cas d'empyème du sinus maxillaire datant de 17 ans guéri par 27 lavages faits à travers le méat inférieur** (Soc. de laryngol., d'otol. et de rhinol. de Paris, 30 juin 1905, et *Arch. internat. de laryngol., d'otol. et de rhinol.*, nov.-déc. 1905, p. 813).

XIX. — **Seringues tout en verre pour injections intra-laryngiennes et intra-trachéales** (Soc. de laryng., d'otol. et de rhinol. de Paris, séance du 6 avril 1906).

XX. — **Corps étranger rare du conduit ressemblant à un polype fibreux** (Soc. de laryng., d'otol. et de rhinol. de Paris, séance du 6 avril 1906).

XXI. — **Deux calculs du canal de Wharton** (Soc. de laryng., d'otol. et de rhinol. de Paris, séance du 6 avril 1906).

XXII. — **Considérations sur l'emploi des anesthésiques généraux dans les petites interventions rapides** (Soc. franç. de laryngol., d'otol. et de rhinol., Congrès tenu du 14 au 17 mai 1906).

XXIII. — **Laryngite chronique avec état flasque des cordes vocales** (Soc. de laryngol., d'otol. et de rhinol. de Paris, 1er juin 1906).

XXIV. — **L'éducation médicale aux États-Unis** (Rapport au « Congrès des Praticiens ». Paris, 12-14 avril 1907).

XXV. — **Sarcome à myéloplaxes de la fosse nasale droite** (Soc. de laryngol. de Paris, 8 nov. 1907, et *Arch. internat. de laryng., d'otol. et de rhinol.*, janv.-fév. 1908, pp. 109-111).

XXVI. — **Un méfait de la prothèse paraffinique** (Soc. de laryngol. de Paris, 7 juin 1907).

XXVII. — **Un séquestre libre dans la narine droite d'origine probablement traumatique, la muqueuse étant intacte** (Soc. de laryngol. de Paris, 6 déc. 1907).

XXVIII. — **Double tumeur symétrique et dure du plancher des fosses nasales. Kystes ou ostéomes ?** (Soc. d'oto-rhino-laryngol. de Paris, séance du 10 juillet 1908).

XXIX. — **Syndrome de Ménière à forme apoplectique et durable causé par une injection de cocaïne faite pour une extraction dentaire, chez un jeune homme de 25 ans sans hérédité, ni passé auriculaire** (Soc. franç. d'oto-rhino-laryngol., mai 1908. *Arch. internat. d'oto-rhino-laryngol.*, sept.-oct 1908, p. 491-493).

PROTAT FRÈRES, IMPRIMEURS, MACON

www.ingramcontent.com/pod-product-compliance
Lightning Source LLC
LaVergne TN
LVHW052020160826
845678LV00003B/1138

* 9 7 8 2 3 2 9 6 4 5 2 9 2 *